내 몸의 병을 내가 고치는
우리 집 건강 주치의, 〈내 몸을 살린다〉 시리즈 북!

현대인들에게 건강관리는 자칫 소홀히 여겨질 수 있는 부분이기도 합니다. 소 잃고 외양간 고친다는 말처럼, 큰 질병에 걸리고 나서야 건강의 소중함을 깨닫는 경우가 적지 않기 때문입니다. 이에 〈내 몸을 살린다〉 시리즈는 일상 속의 작은 습관들과 평상시의 노력만으로도 건강한 상태를 유지할 수 있는 새로운 건강 지표를 제시합니다.

〈내 몸을 살린다〉는 오랜 시간 검증된 다양한 치료법, 과학적·의학적 수치를 통해 현대인들 누구나 쉽게 일상 속에 적용할 수 있도록 구성되었습니다. 가정의학부터 영양학, 대체의학까지 다양한 분야의 전문가들이 기획 집필한 이 시리즈는 몸과 마음의 건강 모두를 열망하는 현대인들의 요구에 걸맞게 가장 핵심적이고 실행 가능한 내용만을 선별해 모았습니다. 흔히 건강관리도 하나의 노력이라고 합니다. 건강한 것을 가까이 할수록 몸도 마음도 건강해집니다. 책장에 꽂아둔 〈내 몸을 살린다〉 시리즈가 여러분에게 풍부한 건강 지식 정보를 제공하여 건강한 삶을 영위하는 든든한 가정 주치의가 될 것입니다.

면역력

내 몸을 살린다

김윤선 지음

모아북스
MOABOOKS

저자 소개

김윤선 | 이학박사. 한의학 박사 수료. 현재 미주여성 포털사이트 missyusa.com 〈약이되는 한국음식〉 컬럼니스트로 활동 중이며, 미국 방송 Voice of America 〈애틀랜타 장금이의 약이되는 한국음식〉 방송에 출연하고 있다. 대교방송 8부작 〈소아약선- 비만 아토피 야뇨/야제〉 등에 출연했으며, 저서로는 「약이 되는 한국음식」, 「실험 조리」, 「식생활의 관리」, 「통합적 유아 요리 활동의 이론과 실제」 등이 있다.

면역, 내 몸을 살린다

1판 1쇄 인쇄 | 2009년 11월 25일
1판 5쇄 발행 | 2013년 11월 23일

지은이 | 김윤선
발행인 | 이용길

발행처 | 모아북스 MOABOOKS
영업 | 권계식
관리 | 윤재현
디자인 | 이룸

출판등록번호 | 제 10-1857호
등록일자 | 1999. 11. 15
등록된 곳 | 경기도 고양시 일산동구 호수로(백석동) 358-25 동문타워 2차 519호
대표 전화 | 0505-627-9784
팩스 | 031-902-5236
홈페이지 | http://www.moabooks.com
이메일 | moabooks@hanmail.net
ISBN | 978-89-90539-65-6   03570

모든 질병의 열쇠는 면역력에 있다

최근 들어 건강 관련 정보 중에 가장 눈에 띠는 것 중에 하나가 면역이다. 서점에 가면 면역에 대한 책들이 즐비하고, 라디오나 텔레비전 방송의 건강 프로그램들도 하나 같이 면역의 중요성을 강조한다. 예전에는 모든 질병을 서양 의학적인 관점에서만 바라보던 많은 의사들이나 일반인들도 이제는 '면역력을 높이는 것' 이 질병 없이 건강한 삶을 살기 위한 기본 조건이라는 점을 인식하게 된 것이다. 그렇다면 과연 어떤 이유로 최근 이런 '면역' 관련 프로그램이나 책들이 각광받기 시작한 것일까?

우리가 살고 있는 현대는 의학 기술이 눈부신 발전을 이

룬 세기이다. 예전에는 사람의 목숨을 앗아갔던 병들도 백신들과 치료법으로 깔끔하게 소탕되는가 하면, 대중요법 의학계는 더 이상의 불치병은 없다는 슬로건하에 외과적 수술, 내과적 치료 면에서 크나큰 성장을 이룩해왔다.

하지만 인체의 오묘함은 때때로 의학과 과학을 뛰어넘는다. 못 고칠 병이 없다고 불리는 현대에도 분명히 완치될 수 없는 질병들이 존재하기 때문이다.

그리고 목숨을 위협할 정도는 아니지만, 평생에 걸쳐 건강을 악화시키고 삶의 질을 떨어뜨리는 이 질병들을 흔히 난치병이라고 부른다.

예를 들어 우리가 흔히 앓고 있는 아토피와 천식 같은 난치병들은 흔히 치료약이 없다고 말한다. 아무리 약을 써도 잠시 좋아질 뿐 또다시 같은 증상이 반복되기 때문이다.

이 때문에 환자들은 평생 동안 적지 않은 고통 속에 살아가야 하며, 이쯤 되면 현대의학이 가진 권위가 무색해지지 않을 수 없다.

그리고 최근 들어 이런 난치병과 면역력 사이의 상관관계에 대한 연구가 활발해지고 있다. 이런 난치병이 나타나고 완치되지 않는 저변에는 환경오염, 잘못된 식습관, 영양 결핍과 운동 부족 등으로 인한 면역력의 약화, 면역 발란스의 파괴가 존재한다는 것이다.

면역력은 인류가 처음 태어난 이래 우리 인간이 온갖 질병들과 싸우면서 우리 몸 안에 갖추게 된 강력한 방어 체계이다. 만일 면역력이 없다면 우리는 감기 등으로도 목숨을 잃을 수 있고, 아주 작은 질병에도 저항할 수 없게 된다. 다시 말해 우리 몸의 면역력은 애초에 그 어떤 백신보다도 강력한 질병 방어 도구인 것이다.

그러나 우리가 사는 현대생활은 우리 몸이 타고난 면역력을 제대로 발휘할 수 없는 환경을 만들어 놓았다. 바로 환경오염과 식습관의 변화, 잘못된 생활습관 등으로 우리 몸의 면역 균형이 제대로 작용할 수 없게 된 것이다.

더 놀라운 사실은 이런 면역력의 파괴가 일부 난치병뿐만 아니라, 우리가 흔히 알고 있는 암과 당뇨 같은 현대병, 나아가 사소한 다른 질병들에까지 작용한다는 점이다.

다시 말해 같은 환경에서도 면역력이 강하면 이런 심각

한 질병들이 발병할 틈이 없지만, 만일 면역력이 약해지면 이런 심각하거나 사소한 질병들이 우리 몸을 지배하게 된다.

최근 신종 바이러스 신종플루의 등장으로 온 세계가 들끓고 있다. 그리고 여기서 한 가지 중요한 사실이 발견된다. 똑같이 신종플루에 노출되어도 누구는 이 병에 걸리는가 하면, 누구는 걸리지 않는다. 또한 어떤 사람은 심하게 고열을 앓고 목숨까지 잃는 반면, 어떤 사람은 가벼운 감기처럼 겪고 지나간다.

이것은 곧 면역력의 차이, 다시 말해 우리 몸의 방어체계의 힘이 얼마나 중요하고, 질병을 막는 가장 좋은 방법은 이 방어체계를 튼튼히 구축하는 일이라는 것을 보여준다.

그렇다면 우리는 과연 이 면역력과 질병, 이런 질병에서 벗어나기 위한 면역력 증강법에 대해 얼마나 잘 알고 있을까?

한 가지 우려스러운 것은 우리가 면역의 중요성을 알면서도 면역이 어떻게 질병과 관계하는지, 어떻게 하면 생활

속에서 면역력을 높일 수 있는지 실제적인 부분을 잘 알지 못한다는 점이다. 이 책은 바로 우리 생활 속에서 쉽게 짚어볼 수 있는 면역 이야기, 나아가 면역과 질병의 관계, 생활 속의 면역력 증강법에 대한 간단하고도 핵심적인 지침을 담았다.

- 항상 몸에 피로를 느끼고 잦은 질병에 시달리시는 분들
- 면역력에 대해 좀 더 현실적인 부분을 알고 싶으신 분들
- 신종플루 바이러스 등 각종 바이러스 질병의 대처법이 궁금하신 분들
- 만성병에서 벗어나고 싶으신 분들
- 가족들의 건강 증진법을 알고 싶으신 분들

이 모든 분들께 이 책을 권한다.

차례

1장 건강의 바로미터, 면역의 비밀

　건강한 삶의 기본은 무엇일까? 어떤 이들은 마음 편히 지내고 좋은 음식을 먹고 꾸준히 운동하는 것이라고 말할 것이다. 이들은 전문적인 의사의 도움을 얻고 정기적으로 검진해야 한다고 말할지도 모른다.

　이처럼 건강관리에 대한 각각의 해답은 모두 다르다. 그러나 이 모든 대답들을 종합해보면 한 가지 사실에 도달할 수 있다. 건강하려면 일단 스스로 건강에 대해 관심을 가져야 한다는 것이다.

　그리고 면역력은 스스로 자기 몸을 돌보는 데 있어 우리 몸의 방어체계를 이해하는 아주 중요한 열쇠다. 이 면역력은 평상시 우리 몸을 보호할 뿐 아니라, 각종 심각하거나 가벼운 질병들의 원인이 되며, 나아가 이런 질병을 치유하는데 결정적인 역할을 한다. 그렇다면 우리 건강의 가장 중요한 받침대인 면역에 대한 기본적 지식에 도전해보자.

1) 원인불명의 질병은 없다

어느 날 갑자기 이유 없는 질병에 걸렸을 때 대부분은 우왕좌왕 불안해한다. 이런 질병들은 병원에 가면 딱히 걸맞은 치료법을 내놓지 못할뿐더러, 정기적으로 치료를 받아도 탁월한 개선을 기대하기 힘들기 때문이다.

즉 이런 병들은 현대 의학적으로 병의 원인을 모르거나, 알았다 하더라도 확실한 치료 방법이나 약이 없는 난치병이다.

이런 질환을 앓고 있는 사람들은 딱 맞는 답안지가 없으니 귀가 얇아질 수밖에 없다. 어디에 가면 그 병을 치료한다 하더라, 이것을 먹으면 낫는다더라 하는 소문에 몰두하느라 정작 증상은 더 심각해지게 된다.

그러나 여기서 한 가지 중요한 사실이 있다. 원인불명의 질환들은 말 그대로 현대의학에서 그 원인을 찾지 못한 병을 의미할 뿐 어디까지나 있을 법한 병중이고, 결과적으로 우리 몸에서 발생했다는 점이다.

지금껏 우리는 질병에 대해 지나치게 규격화된 입장을 취해왔다. 정확한 병명과 정확한 치료법이 없으면 곧 죽을 것처럼 그 병을 무서워한다. 하지만 의학 사전에 언급된 이렇다 할 원인이 눈에 보이지 않는다고 해서 그 병이 마치 귀신이라도 되는 듯이 두려워할 이유는 없다. 아주 심각한 난치병일 경우는 분명 중요한 처치가 필요하겠지만, 대부분의 원인불명 질환들의 경우 처음에는 그 원인을 몰랐다가 몸 전체를 살피면서 예기치 못한 원인의 연결고리들이 발견되기 때문이다.

언젠가 한 환자의 사례를 접한 적이 있다. 이 환자는 딱히 병증으로 분류되기 어려운과 호흡증을 앓고 있었는데, 한번 과호흡이 시작되면 숨이 막히고 공황장애가 왔다. 거의 목숨이 경각에 놓일 정도라 매번 구급차에 실려 오는 게 일과였다.

병원에서는 제대로 된 병증 분석과 원인 분석을 내놓지 못했고 결국 이 환자는 특별한 처지 없이 매번 응급실 처치에 의존했다.

그런데 한 의사가 이 여성으로부터 특이한 습관을 발견했다. 그녀는 입으로만 호흡하고 음식물도 한쪽으로만 씹고, 누워서도 옆으로 누워 자는 습관이 있었다.

대체의학 의사였던 그는 이 여자 환자에게 코 호흡 체조와 따뜻한 물을 마시게 하였고 얼마 후 과호흡의 많은 부분이 개선되었다. 그리고 얼마 뒤 이 여자 환자가 한 가지 사실을 고백했다. 자신이 알코올 중독에 빠졌다는 것이다.

그간 아이 둘을 키우면서 불안과 피로로 술을 마시다 보니 중독이 되었고 그것이 공황장애를 불러온 것이다. 또한 그녀는 이 치료를 받으며 알코올 중독까지 완치되었다면서 기뻐했다.

겉으로 드러난 이 여성의 증상은 과호흡과 공황장애이다. 그러나 그 원인을 살펴보면 육아 스트레스로 인한 알코올 중독, 구강 호흡 같은 정신적 불안과 생활습관의 문제가 있었음을 알 수 있다. 즉 겉으로 보기에는 알 수 없는 원인들이 그녀의 생활 전반에 숨어 있었던 것이다.

의사들이 그녀의 공황장애와 과호흡에 약물 투여와 응급 처치 이상의 치료를 하기 힘들었던 것도 바로 이런 원인을 몰랐기 때문이다.

이처럼 우리가 앓고 있는 질병에는 반드시 작고 큰 원인이 있으며 그 원인을 제거하지 않고는 절대적인 개선을 기도할 수 없다. 그럼에도 현대의학은 그런 근본적인 원인을 개선하는 대신 단기적인 대증치료를 원칙으로 삼는데, 이는 오직 일시적인 개선만 기대할 수 있을 뿐이다.

이제 병원에서 원인 불명이라고 진단받은 다양한 통증이나 난치병들도, 몸 전체의 맥락에서 다시 생각해볼 필요가 있다. 우리 몸에 나타나는 질환은 결과적으로 우리 몸의 균형이 흐트러졌다는 의미이고, 따라서 그 원인도 분명히 우리 몸 안에 있다는 뜻이다.

다시 말해 세상에 원인불명의 질환은 애초에 존재하지 않는다. 그 원인을 찾느냐, 찾지 못하느냐의 문제, 나아가 그 질병과 우리 몸을 바라보는 시선의 문제인 것이다.

2) 현대의 질병은 면역력이 저하되면서 발생한다

그렇다면 대체 건강과 질병에 면역력은 왜 그렇게 중요한 걸까? 이유는 간단하다. 앞에서 언급한 원인불명의 질환 외에도 수많은 질병들도 우리 몸의 면역체계와 관련이 있기 때문이다.

최근 한평생 건강하게 살아가는 가장 확실한 방법은 면역력을 키우는 것이라는 말이 인기를 끌고 있다. 면역력은 우리 인체에 본래부터 자리 잡고 있는 건강의 파수꾼이자 질병과 싸우는 가장 강력한 군대이며, 아프거나 고장 난 곳을 가장 잘 개선하는 최고의 의사라는 것이다. 실제로 이 면역력만 제대로 강화시키고 살아간다면 질병에 대해 너무 큰 걱정을 할 필요가 없다는 것에 많은 의사들이 동의하고 있다.

그런데 문제는 바로 이 면역력에 문제가 생겼을 때이다. 면역력의 핵심은 바로 우리 몸의 세포, 그 안의 미토콘드리아에 존재한다. 우리 몸은 무수한 세포들이 모여 만든 결집체이다.

이때 이 각각의 세포 내에서 호흡을 하는 것이 바로 이 미토콘드리아인데, 이 세포 안의 미토콘드리아의 힘이 얼마나 강한가에 따라 신진대사 활력과 병에 대항해 싸우는 힘이 결정되는 것이다.

예를 들어 이 미토콘드리아가 제대로 호흡하고 건강하게 관리된다면 신진대사가 활발해 몸에 활력이 커지고 질병에도 저항력이 생기지만, 그 반대일 경우 작은 바이러스나 꽃가루 하나만 들어와도 우리 몸의 기관이나 조직 세포가 오염되어 세포 내 감염증이 발생하게 되고 생명력이 저하되는 것이다.

예를 들어 감기를 보자. 우리가 사는 공간에는 어쩔 수 없이 여러 가지 바이러스가 존재한다. 다시 말해 무균실에 살지 않는 이상 누구나 일상적으로 바이러스를 마시게 된다.

즉 우리가 감기에 걸리는 것은 바이러스가 많아서가 아니라 몸의 면역 체계가 바이러스를 이기지 못하기 때문이다.

우리 몸에는 감기 바이러스와 싸우기 위한 미토콘드리아의 집합체인 림프구가 존재한다. 그런데 영양 상태가 좋지 않거나 스트레스를 많이 받거나 잘못된 생활습관을 유지하면 이 림프구의 활동, 즉 면역 체계가 손상되고 그 결과 바이러스의 증식을 막지 못해 감기에 걸리게 되는 것이다.

*면역 체계의 주요 기능

방어 : 외부로부터 침입하는 세균, 바이러스, 독성 물질로부터 인체를 지켜준다.

정화 : 각종 오염물질과 중금속, 면역세포에 의해 퇴치된 죽은 세균과 바이러스 등을 깨끗하게 청소해 인체의 외부로 배출한다.

재생 : 훼손된 기관을 재생하여 건강을 회복해 준다.

기억 : 인체에 침입한 각종 질병인자(항원)를 기억했다가 다시 침입할 시 항체를 만들어 대항 한다

실제로 면역력 저하로 인한 질병은 아주 흔한 일일뿐더러 단순히 감기뿐만 아니라, 우리가 두려워하는 각종 현대병들 또한 이런 면역력의 저하와 연관이 있다.

현대병이란 현대 사회가 지나치게 복잡화, 다양화, 기능화 되면서 나타나는 각종 공해병 · 직업병 · 현대병 따위를 통틀어 이르는 말이다. 대표적으로 아토피와 고혈압과 신경질환, 당뇨병, 암 등을 들 수 있는데 이 모든 병들의 중심에 바로 면역력 약화가 존재한다.

기본적으로 현대사회는 스트레스와 화학물질의 천국이다. 그리고 이런 환경오염은 곧바로 면역 기능의 저하와 그

에 따라 생겨난 각종 질병을 가져온다. 다시 말해 동서고금을 막론하고 가장 강력하고 확실하게 병을 치유하는 약인 우리 몸의 자연치유력(면역력)이 유해한 환경 때문에 무너지기 일보 직전에 서 있는 것이다.

실제로 2007년 통계에 의하면 한해 사망자 24만 6000명 중에 암환자 사망자가 30%이고 , 뇌혈관 질환, 심장질환을 합하면 사망자 절반이 현대병이다. 다시 말해 사회 혼란과 자연 파괴, 왜곡된 식문화, 각종 약물, 항생제 과다 투여, 왜곡된 의료 체계 등이 우리 몸 전체의 면역력을 뒤흔들고, 우리를 죽음으로 몰아가고 있는 것이다.

서양의 의학자인 히포크라테스는 일찍이 자연이 아니면 우리 몸 안의 질병을 치유할 수 없으며, 음식물로 고치지 못하는 병은 의사도 고칠 수 없다고 말한 바 있다. 다시 말해 21세기 새로운 사망 원인으로 떠오른 현대병은 우리 몸의 자연치유력을 깨닫지 못하고 이를 함부로 다룬 결과일 것이다. 그렇다면 과연 우리의 소중한 면역력을 파괴하는 우리 주변의 환경은 과연 어느 정도 심각한 수준에 다다라 있으며 어떻게 극복할 수 있을까? 다음 장에서 연이어 살펴보도록 하자.

[쿠키 건강칼럼] 인류 역사를 돌아보면 사람은 늘 질환을 일으키는 각종 전염병, 기생충과 더불어 살아왔다.

수십만 년 인류역사 동안 죽음이 일상이었던 것처럼 전염성질환도 늘 사람들과 함께 했다.

최근에는 항생제, 백신 등이 도입되면서 그 오랜 세월동안 인류를 괴롭혀왔던 여러 전염성질환이 마치 멸종된 듯한 착각이 든다. 하지만 각종 전염성질환은 여전히 항생제 등에 내성을 얻으며 오히려 더 심하게 활기를 치는 것이 현실이다. 그들은 없어지지 않았다. 다만 맹위를 숨긴 채 잠복하고 있을 뿐이다. 최근에도 신종인플루엔자로 온 세계가 시끄러운 것처럼 말이다.

◇ 인체, 외부와 소통으로 수많은 세균 접해

원래 우리 몸은 닫힌 계(界)가 아니다. 허폐파에서는 외부의 공기를 받아들여 산소를 취하고 이산화탄소를 내보낸다. 소화기관에서는 음식물을 받아들여 필요한 영양분을 얻고 노폐물을 외부로 배출한다. 피부에서도 호흡을 하며 폐의 부담을 줄이고 땀을 통해 노폐물을 배출하며 체온 조절을 한다. 심지어 세포 단위에서도 외부로부터 영양 보충을 받고 노폐물을 내보내면서 외계와 소통을 한다.

그런데 외부와의 소통과정에서 우리 몸이 필요로 하는 이로운 것들만 받아들이는 것은 아니다. 호흡을 통해 감기를 일으키는 무수히 많은 바이러스, 세균, 해로운 먼지 등이 같이 들어오며, 음식물을 먹을 땐 무수한 세균, 기생충 등이 침범해온다. 게다가 사회생활을 하면서 받는 스트레스로 인해 장 점막도 일상적으로 손상된다.

◇ 면역력, 유해 세균과 바이러스 제거해줘

이런 상황만 보면 우리 몸은 바로 만신창이가 되고 감염성질환으로 망가질 것만 같다. 하지만 우리는 바이러스에 접촉하더라도 병에 잘 걸리지 않고, 설령 걸렸다 하더라도 곧 건강을 회복한다. 바로 면역시스템이 가동하기 때문이다.

면역시스템은 우리 눈에 보이지 않지만 몸에 손상된 부분을 고치고, 질병을 일으키는 유해세균이나 바이러스, 해로운 물질, 암세포 등을 제거하는 중요한 일을 수행한다. 덕분에 우리는 매일 수많은 세균과 바이러스에 노출되면서도 건강을 유지하고 잘 사는 것이다.

◇ 신종플루 역시 면역력 강화가 중요

요즘 문제가 되고 있는 신종플루 역시 면역력 강화가 중요하다. 신종플루에 동일하게 감염되더라도 젊고 강인한 사람은 가벼운 감기정도로 지나가는 반면, 면역기능이 미완성된 아이나 면역력이 약해진 노인에겐 위험할 수 있다. 신종플루에 대해 사람들이 막연하게 걱정하고 두려워 하지만 문제를 풀어내는 출발점은 의외로 기본에 충실하는 데 있다.

　지나친 과로를 삼가고 규칙적인 생활과 안정된 마음을 통해 컨디션을 최상의 상태로 유지하는 것이다. 외출 후 손과 발을 깨끗이 씻는 등 개인위생에도 신경 써야 한다.
　단 평소 잦은 감기에 시달리는 등 면역력이 약한 아이라면 소아 전문 한의사의 도움을 받아 호흡기를 튼튼하게 하고 면역력을 높이는 한약을 복용해보는 것도 필요하다.

2009.09.09 이범주 (노원 함소아한의원 대표원장)

3) 우리 면역 체계를 파괴하는 현대의 삶

　우리 몸에 질병을 발생시키는 면역력 저하의 원인은 크게 세 가지로 볼 수 있다. 첫째는 유해한 환경, 둘째는 심리적 스트레스, 셋째는 우리의 잘못된 생활 습관이다.

　첫째, 현대 생활은 필연적으로 유해 환경을 동반하고 이것이 면역 체계에 영향을 미치게 된다.
　아마 여러분도 뉴스나 언론에서 심각한 환경오염을 경고

하는 목소리를 들어왔을 것이다. 하지만 대부분은 이런 환경오염이 단순히 몸을 오염시킨다고만 알고 있다.

그러나 더 큰 문제는 몸 자체의 오염뿐만 아니라, 이 오염들이 질병에 대한 저항력까지 떨어뜨려 여러 질환을 불러온다는 점이다.

환경오염 즉, 수질오염이나 대기오염 외에도 우리가 일상적으로 겪는 면역력 저하 원인을 보자. 이사 성수기가 되면 유독 심해지는 질환이 있다. 바로 아토피와 천식이다. 이 아토피와 천식은 새집증후군의 대표적 질환이다.

새집증후군이란 석유화학물질이 원인이 되는 질환으로서 새집의 가구나 벽지, 마감재 등에 함유된 유해화학성분의 영향으로 피부를 비롯한 인체에 이상반응이 생기는 증상이다.

특히 이 중에 새 가구에는 새집증후군을 일으키는 주요 원인인 포름알데히드 성분이 많이 검출되는데, 실제로 한국소비자보호원이 새 가구를 구입한 경험이 있는 소비자 304명을 대상으로 조사한 결과(2006년), 조사대상 중 14.8%가 피부질환을 호소하는 것으로 나타났다.

이처럼 새집 오염에 노출되면 유해물질의 자극을 받아 기침을 하거나 두통이 생기기도 하며, 원인을 알 수 없는 알레르기성 질환과 아토피성 피부염, 두드러기 등이 발생한다.

또한 심할 경우 알레르기, 호흡기질환, 심장병 등의 질환이 나타나기도 하는데, 이는 유독한 화학물질이 우리 몸의 면역 체계를 교란시켜 이상 물질에 반응하는 민감도를 높이고 장기적으로 면역력을 파괴하기 때문이다. 실제로 이런 새집증후군은 면역 체계가 약한 아이들이나 노약자들에게 더 심각하게 나타난다.

둘째, 속도전으로 일컬어지는 현대인의 생활에서 겪어야 하는 스트레스와 과로 역시 면역력 저하의 주요 요인이다.

스트레스란 흔히 물리적 자극, 화학적 자극, 정신적인 자극을 모두 의미한다는 점에서 앞서 설명한 화학물질의 자극도 일종의 스트레스이다.

그러나 더 큰 문제 중에 하나는 이러한 화학적, 물리적 자극만 해도 버거운 판에 매일 매일 커다란 중압감이나 정신적 자극을 겪을 경우 면역 체계의 파괴가 가속화된다는 점이다. 지나친 스트레스가 발생하면 우리 몸은 가장 먼저 호르몬 균형이 무너지게 된다. 부신이 비대해지거나 위와 십이지장에 궤양이 나타나면서 1차적 파괴가 일어나고, 호르몬 뿐만 아닌 자율신경조절과 면역까지 담당하는 뇌의 시상하부가 망가지면서 2차적 파괴가 일어난다.

그런가 하면 과로 또한 면역력 파괴의 강력한 주범이다. 본래 인간의 몸은 해가 뜨는 시간에 교감신경 우위 상태가 되고, 밤이 되면 부교감신경 우위 상태가 되어 잠이 들게 된다.

즉 낮에는 충실했던 면역 시스템도 밤이 되면 휴식을 취한다. 따라서 밤샘 등을 자주 할 경우 자율신경 균형이 무너져 면역 균형 상태도 무너지게 된다.

세 번째, 잘못된 식습관이 우리 몸의 면역력을 망가뜨리고 있다. 반면 올바른 식습관만으로도 면역력의 회복이 가능하다.

즐겁고 좋은 생각으로 정신을 다스리는 일, 적당한 운동과 함께 면역체계에 큰 영향을 미친다. 매일매일 우리가 무엇을 먹느냐는 아주 중요한 문제다. 무엇을 어떻게 먹느냐에 따라 우리 몸이 변하기 때문이다

실제로 음식을 통해 우리 몸에 들어오는 여러 음식물들은 신경과 호르몬의 활동을 돕거나 저하시키고, 나아가 백혈구를 증가시키거나 감소시킨다.

예를 들어 단백질, 특히 필수아미노산이 결핍되면 몸의 면역기관인 흉선이나 림프계를 감소되어 면역력이 약화된다.

또 면역 기능에 필요한 여러 가지 비타민과 무기질 섭취가 부족해도 면역 기능이 떨어지지만 철분을 필요 이상 많이 섭취해도 면역 기능이 떨어진다.

또한 크롬, 납 같은 중금속을 과다 섭취해도 면역 기능 외 다른 기능에도 큰 영향을 미친다.

반면 지방 섭취는 줄이고 섬유질이 풍부한 음식을 섭취하면, 반대로 면역 기능이 강화된다. 더욱이 식이섬유는 농약처럼 우리 몸에 불필요한 이물질이나 과산화지질을 흡착해 변과 함께 배출하는 효과도 있다. 발효식품도 면역 기능을 증강시킨다.

발효식품이란 미생물의 작용으로 발효 및 숙성시킨 식품을 말한다. 발효식품에는 식재료 고유의 영양소 외에 미생물 자체가 지닌 영양소와 유효 성분이 함유되어 특히 장내

면역성을 증강시킨다. 여기에 발효 과정에서 생기는 효소
까지 더해져 면역 기능을 증강시킨다.

2장 암까지 이겨내는 자가 면역 메커니즘

면역 체계가 하는 활동은 크게 두 가지로 나뉜다. 첫째, 앞서 살펴봤듯이 질병과 대항해 싸우는 것이다. 둘째, 바로 스스로 고장 난 곳을 치유하는 자기치유력이다. 흔히 우리 몸의 면역 체계는 그 어떤 의사보다도 낫다고 말한다.

그 만큼 우리의 면역 체계는 강력한 자기치유력으로 염증을 해소하고 아픈 곳을 치료한다.

면역력이 강하면 가벼운 질병의 경우 크게 고생하지 않고 빨리 이겨낼 수 있을 뿐 아니라, 최근 면역력을 키워 심각한 질병인 암까지 치료하는 연구들도 속속 등장하고 있다.

지금부터 기본적인 우리 몸의 면역 체계를 알아보고 심지어 암까지 치유할 수 있다는 우리 몸의 놀라운 힘인 자가 치유력에 대해서도 좀 더 상세히 살펴보게 될 것이다.

1) 우리 몸의 면역 체계, 어떻게 움직일까?

우리 몸의 면역 체계는 기본적으로 다면체를 이루고 있으며 총 1조 개 이상의 세포들로 구성되어 있다. 그 전체 무게를 따지자면 약 1kg 정도이다. 면역 체계는 기본적으로 다음의 중요한 3가지 특성을 가지고 있다.

첫째, 외부에서 침입한 물질 즉 세균, 바이러스, 기생 물질들을 인식한다.

둘째, 침입해 들어온 각각의 병원체에 개별적으로 명확하게 반응한다.

셋째, 침입자와 마주 하여 싸우면 그것을 기억하고 있다가 이후 같은 침입자가 나타나면 신속하게 대처한다.

면역 체계에는 낯설고 비정상적인 침입 물질에 대해 두 가지 반응을 보인다. 첫째는 면역글로불린을 생산하는 것으로서 흔히 '항체'라는 이름으로 잘 알려져 있다. 이 면역

글로불린은 세균이나 바이러스처럼 외부로부터 들어온 미생물을 겨냥하여 공격한다. 흔히 감기에 걸릴 때 활성화되는 면역 체계이다.

둘째로는 '세포매개면역' 또는 CMI(T-세포의 작용으로 이루어지는 면역으로서 바이러스나 외부물질을 직접 죽이거나 파괴함)가 있다.

그 이름만으로도 알 수 있듯이, 이 반응은 면역체계에 관여하는 서로 다른 종류의 세포들의 상호작용을 위한 것이다. 예를 들어 바이러스 자체가 아닌, 어떤 일정한 세포가 암으로 진행하거나 바이러스에 감염되었을 때 그 세포에 직접적으로 작용한다.

그리고 마지막으로 또 다른 중요한 하나가 남았다. 바로 자가치유력과 관련한 면역 체계의 역할이다. 인간의 신체는 질병과 바이러스에 대항하는 체계 외에 자가치유력, 자연적인 재생산능력, 자가조절능력을 가진다. 이는 지금의 상태를 건강하게 유지하며 병원균 등을 퇴치하고 손상된 조직을 재생시키기 위해서이다. 만일 인체에 이런 자가치유력과 조절력이 없었다면 우리는 결코 생명을 유지할 수 없을 것이다. 넘어져서 무릎만 다쳐도 다친 세포는 방치되고 그 안으로 바이러스가 감염되어 그대로 죽을 수 있기 때문이다.

예를 들어 넘어져서 상처가 났다고 하자. 피부가 스쳐서 벗겨질 때 아픔과 동시에 출혈이 생긴다. 이 출혈은 응혈되고 곧 상처 주위가 빨갛게 붓고 열이 나거나 염증이 생긴다. 이는 백혈구가 상처 부위에 모여 면역력을 발휘해 세균을 막고 죽은 세포를 보호하기 때문에 생기는 증상이다. 이 과정이 진행되면 이번에는 다른 세포가 나타나 죽은 세포의 잔해를 먹어치우고 곧 딱지가 앉게 된다.

이 딱지 아래에서도 놀라운 일이 벌어진다. 정상 세포가 융기하고 활발한 세포 분열이 일어나 상처가 생긴 공간을 메워간다. 그리고 얼마 안 가 처음 다치기 전과 다름없이 상처 부위는 말끔하게 회복된다.

상처가 났다가 다시 낫고 하는 일이 너무 잦다 보니 대부분은 그 신비로움을 인식하지 못하지만, 사실 이 같은 인체의 자가치유력은 신이 내린 기적 같은 선물이라고 할 수 있다. 그리고 이런 자가치유력은 상처 회복에만 동원되는 것이 아니다.

독일광부전문병원의 수석전문의인 구스타프 드브스 교

수는 실제로 인체는 우리가 걸리는 질병 중에 약 60~70%를 스스로 치유한다고 밝힌 바 있다. 자가치유능력은 다음 3가지로 구분된다.

1. 면역 기능(Immun System) : 우리 몸을 외부의 항원으로부터 보호하는 기능
2. 수리·재생·복구 기능(Repair Enzym) : 잘못된 유전자나 세포를 수리하거나 재생시키는 기능
3. 해독 ·효소(Detox Enzym) : 체내에 쌓인 노폐물 같은 독소를 체외로 방출하는 기능

이 치유 기능은 사람마다 그 정도나 움직임이 다 다르다. 다만 이 기능이 현저히 떨어질 경우 우리는 모두 위험에 처할 수 있는데, 바로 암과 같은 비정상적인 악성종양 세포조직이 과잉 분열하는 것을 제대로 차단하지 못해 질병에 걸릴 때이다.

그런데 이런 질병에 걸렸을 때 현재 존재하는 주류 의학은 의외의 답을 내놓는다. 인체의 자가치유력을 근원적으로 상승시키기보다는 당장 눈에 나타나는 증상을 완화시키

는 약물 치료에만 의존한다는 점이다. 그러나 과연 약만으로 우리가 앓고 있는 수많은 질병에서 안전할 수 있을까? 절대 그렇지 않다.

예를 들어 누구나 쉽게 걸리는 감기를 보자. 현대문명의 발달로 이제 우리는 상당히 깨끗하고 쾌적한 환경에서 살아간다. 그럼에도 우리가 사는 공간에는 항상 세균과 바이러스가 존재한다. 인체가 세균과 바이러스에 저항하며 건강하게 사는 이유는 자가치유력 시스템, 다시 말해 면역 시스템이 있어서 우리 몸이 세균과 바이러스에 지지 않기 때문이다.

다시 말해 아무리 감기에 걸렸을 때 약을 먹어도, 이 자가면역 체계를 강화하지 않으면 언제든 다시 감기에 걸릴 수 있다. 비단 감기뿐일까? 인체의 자가면역력이 떨어지면 단순 감기뿐만 아니라 아주 심각한 질병까지 각종 병에 노출되게 된다. 에이즈라는 병도 에이즈 자체가 무섭다기보다는 자가면역 체계가 약해져 작은 병도 큰 병이 된다는 점에서 무서운 병이다.

면역체계가 건강한 사람은 비단 몸뿐만 아니라 외모도 건강하다. 피부가 매끄럽고 탄력 있으며 얼굴색이 좋으며,

자세가 바르고 얼굴에는 미소가 넘칠 수밖에 없다. 반대로 질병이 있으면 얼굴색이 나쁘고, 피부는 푸석하고 힘이 없어진다. 다시 말해 면역 체계가 강한 사람은 건강한 사람이자 아름다운 사람인 것이다.

왜 감기는 면역이 형성되지 않는 걸까?

바이러스와 세균에게는 변이 능력이 있다. 이것들은 쉽게 변이하여 면역체계에 대항할 새롭고 다른 모습으로 출현한다. 이런 이유 때문에 인간은 바이러스 감염으로 발생하는 감기나 독감을 반복적으로 앓게 되는 것이다. 현재 유행하는 무서운 신종플루 역시 바이러스의 변종을 통해 그 강도가 높아진 결과이다.

기생물질도 마찬가지다. 예를 들어 학질을 일으키는 기생물질(원충)은 인체의 면역 체계를 피해가려고 재빠르게 변이한다.(그 변이한 원충을 면역 체계가 인식하고 대처하여 반응하는 시간이 있으므로) 학질을 앓는 사람은 주기적인 발열을 호소하게 된다. 바이러스나 기생물질이 변이하여 그 모습을 바꿀 때마다 그에 대응하여 각각의 다른 면역반응으로 대처해야 하기 때문이다.

즉 이런 변이와 변종이 가능한 바이러스나 외부 침임 물질들은 단순한 약이나 치료로 재발을 방지할 수 없는 만큼 면역력을 키우는 것이 유일한 처방이라고 할 수 있다.

2) 암을 이기는 자가 면역 치료

현대병에서 가장 이기기 어렵다는 병이 바로 암이다. 실제로 암은 현재 사망자 1위를 기록하고 있으며 아직까지도 정확한 기전과 치료방법이 발견되지 않은 상황이다.

이런 상황에서 최근 항암치료에 면역치료 분야가 크게 도입되고 많은 주목을 받고 있는데, 면역치료란 일반 화학치료와 더불어 인체의 자가면역을 높이는 치료로써 우리 몸의 항암세포를 활성화시키는 것를 말한다.

예를 들어 일반 화학치료는 대증요법으로서 암세포 자체를 직접적으로 공격하는 대신 우리 몸의 건전한 세포활동까지 동시에 파괴한다. 반면 면역치료는 항암세포의 힘을 길러주고 몸의 순환체계를 근본적으로 강화시켜 암을 이겨낼 수 있는 밑바탕을 형성해주는 것이다.

* 암은 세포의 변형에서 시작된다

우리 인체의 면역력의 핵심적인 주체는 무엇일까? 바로 세포다. 앞에서도 설명했듯이 유해물질과 스트레스 등으로 인해 세포의 건강이 급속도로 나빠지면 우리 몸의 질병을 방어하는 체계 전체가 흔들리게 된다. 그리고 암은 바로 이 정상적이던 세포들이 여러 원인으로 변형되면서 나타난다.

실제로 50세를 넘기면 대부분은 암을 자신의 문제로 인식하게 된다. 주변에 암으로 목숨을 잃는 사람들이 늘어나기 때문이다. 그런데 이 암은 무엇보다도 생활습관으로 인한 면역력의 저하와 큰 관련이 있다.

예를 들어 폐암의 경우는 흡연이 가장 큰 원인으로 지목되고 있으며, 소화기 계통 암의 경우 부적절한 우리 식생활이 문제이다. 음식에는 극히 적은 양이기는 하지만 유해물질이 포함되어 있고, 나아가 최근에는 인스턴트, 가공식품

등 유해한 화학물질을 포함한 음식을 섭취하는 비율이 높아지고 있기 때문이다.

그렇다면 암은 어떤 과정을 거쳐 발생될까?

쉽게 설명하면 암세포는 우리 몸을 구성하는 60조의 세포들의 일부가 반란을 일으키면서 생성된다. 본래는 정상적인 세포이던 것이 여러 문제로 삐뚤어지고 변형되어 암세포가 되는 것이다. 정상 세포의 경우는 일정한 세포 주기에 따라 정상적으로 조절되고 분열과 증식을 이룬다. 그러나 암세포는 이런 세포 주기에서 이탈해 반영구적으로 증식하는 동시에 인체의 제어와 방어 기구에서 이탈해버려 제멋대로 뻗어나간다.

그러나 다행히 우리 몸에는 이런 세포의 변이를 감시하고 복구하는 기구가 구비되어 있다. 바로 우리 몸의 자가면역체계이다. 그런데 여러 이유로 이런 면역체계가 제대로 작동하지 않으면 이런 암세포의 억제가 힘들어지고 손상이 쌓여가면서 결국 암이 발생하는 것이다.

* 암 발생의 메커니즘

세포의 손상

- 유전적 요인
- 생활습관
* 식생활 : 식품첨가물
* 수면부족 : 변이원인물질 생성 및 면역력 약화
* 흡연 : 발암물질의 흡수

↓

손상세포의 복구 실패

↓

세포손상의 축적

↓

암 발생

- 암세포의 돌연변이
- 면역 감시 기능으로부터 이탈

↓

증식 · 전이

↓

회복 또는 사망

그런데 불행한 일이지만 우리 몸은 외부적 환경이건 내부적 환경 때문이건 매일 어쩔 수 없이 일정한 암세포를 만들어낼 수밖에 없다는 점이다.

다시 말해 암세포를 원천적으로 차단하는 것은 불가능하다. 다만 이런 변형된 암세포를 얼마나 강하게 우리 몸에서 통제할 수 있느냐가 암의 발생을 좌우하는데, 여기에서 가장 중요한 것이 바로 건강한 면역체계를 유지하는 일인 것이다.

* 자가 면역력 증강을 통한 NK 세포의 활성

최근 암 환자의 면역 기구를 강화시키고 활성화하면 암 환자의 수명을 늘릴 수 있는 것은 물론 암세포의 증식도 막을 수 있다는 연구가 활발하게 진행되고 있다. 면역요법, 나아가 림프구 요법이라고 불리는 치료법이다.

림프구 요법은 환자의 약해진 면역력을 강화시키기 위해 암 환자의 혈액에서 채취한 림프구를 배양한 뒤 이것을 인공적으로 증식시켜 공격력을 강화시켜 다시 체내에 주입하는 방법이다.

실제로 세계의 많은 병원들이 이 림프구 면역요법을 시행하고 있고, 나름의 성과들이 꾸준히 발생하고 있다.

그렇다면 이런 면역요법들은 어떤 과정으로 암세포의 증식을 억제하는 것일까? 그 해답은 바로 암을 죽이는 인체 고유의 세포인 NK 세포에 있다.

앞서도 언급했듯이 우리 몸속에서는 정상적인 세포가 끊임없이 암세포로 돌연변이하고 있다. 그럼에도 이렇게 생긴 암세포가 모두 암으로 발전하는 것은 아니다.

이것은 우리 몸에 선천적으로 내장되어 있는 암 면역세포인 NK 세포가 새로 생긴 암세포를 꼼꼼하게 찾아나서 파괴하기 때문이다.

최근 시행되고 있는 2가지 목적의 면역요법

특이적 면역요법	비 특이적 면역요법
특정한 질병이나 증상에 대항하는 면역력을 높이는 치료법이다. 적출한 암세포와 채혈한 항원과 림프구를 혼합한 뒤 여기에 싸워야 할 적에 대한 정보를 각인시킨 뒤 다시 체내에 주입한다.	우리 몸이 원래 가지고 있는 면역력을 전반적으로 상승시키는 방법이다. 사이토카인이라는 면역 성분을 주입하거나, 혈액을 채취해 NK 세포를 활성화시킨 뒤 다시 체내로 투입하는 림프구 요법이 대표적이다.

그러나 문제는 이런 NK 세포도 인체가 나이가 들면 노화하고 약화된다는 점이다. 어떤 이들은 사람의 최대 수명이 125세라고 말한다. 하지만 많은 이들이 그때까지 살 수 없는 것은 심장이나 간 같은 우리 몸의 중요한 장기들이 병을 앓으며 부전 상태에 빠지기 때문이라고 말한다.

그리고 이렇게 장기가 약해질 경우 우리 몸에는 암과 관련해 중요한 문제가 생긴다. 바로 NK 세포 역시 점차 힘을 잃게 된다는 점이다.

우리 몸에는 NK 세포 외에 T세포와 B세포라는 다른 면역 세포들도 존재한다. 그런데 이 나머지 면역 세포들은 노인이 되어도 갓난아이와 다름없는 힘을 발휘하는 반면, 암을 공격하는 NK 세포만큼은 급격히 약화된다. 이것이 바로 노인층에서 암이 많이 발생하는 이유이다.

따라서 노화에 따른 NK 세포의 약화를 방지하려면 평상시 암 발생의 기전과 암세포의 발생 과정을 잘 알고 이를 방지하는 건강한 생활습관과 식습관을 통해 NK 세포의 힘을 길러줄 필요가 있다.

3) 영양과 면역 체계

대부분의 사람들은 감기에 걸리면 무엇을 할까? 대부분은 약국에서 감기약을 사서 먹는다. 아프고 열이 나면서 몸이 점차 좋아지지 않는 것처럼 보여 덜컥 겁이 나기 때문이다.

그러나 그 안을 들여다보면 다르다.

발열은 눈에 보이지 않는 우리 몸의 면역체계가 그 바이러스와 대항해 치열하게 싸우고 있음을 의미한다. 일종의 염증 반응처럼 우리 몸의 항체들이 바이러스와 싸우면서 열이 발생하는나는 것이다.

그런데 이럴 때 무작정 약을 먹으면 어떻게 될까? 항생제는 우리 몸의 나쁜 바이러스뿐만 아니라 이 항체까지 제거한다. 따라서 우리 몸의 자가 면역 체계는 급속도로 약화되고 이후 비슷한 바이러스가 들어왔을 때 제대로 대처할 힘을 잃게 된다.

다시 말해 정말 건강하게 감기를 이겨내고 싶다면 급속도로 효과를 보이는 약보다는, 우리 몸의 바이러스 항원을 북돋아줄 수 있는 영양을 섭취하는 쪽이 훨씬 현명할 것이다.

*우리 몸은 매일 전쟁 중이다

우리 주위에는 항상 여러 종의 바이러스와 세균들이 존재한다. 이런 바이러스와 세균은 우리 체내에 침입한 뒤 번식이 용이할 경우 갖가지 질병을 일으킨다. 이는 바이러스들이 세포에 달라붙어 영양을 빼앗아가며 번식하기 때문이다. 이런 바이러스들은 감기가 독감, 홍역 등을 일으킬 수 있다.

그러나 이런 바이러스가 들어와도 모두가 병에 걸리는 것은 아니다. 또한 암이나 당뇨, 알레르기, 아토피 등도 마찬가지로 그 원인물질이 몸 안에 생성된다고 해서 무조건 병으로 진행되는 것도 아니다. 이는 우리 체내의 면역력이 나날이 전쟁을 치르며 이들을 억제하고 있기 때문이다.

우리 몸의 면역 시스템은 통칭해서 림프구라고도 부른다. 세부적으로 나누어보면 T세포, B세포, NK 세포 등이 핵심을 이루며 이 모든 림프구는 백혈구에 포함되는데, 이 세포들은 그 중에서도 가장 강력한 힘을 가진 백혈구이다. 따라서 이 림프구를 강화시키면 우리 체내의 면역력도 함께 높아지게 된다.

그리고 이 림프구의 힘을 기르는 데 가장 중요한 역할을 하는 것이 바로 영양이다. 우리는 흔히 불규칙한 생활과 나쁜 식습관을 경계하라는 주의를 듣는다.

이는 다른 것도 문제이지만, 영양이 질병을 예방하는 면역 시스템에 지대한 영향을 미치기 때문이다. 다시 말해 영양 섭취가 불균형하거나 잘못되어 있을 경우 면역 시스템은 약화될 수 밖에 없다.

*영양 결핍이 면역 체계의 약화를 불러온다

미국의 영양면역학자인 자우페이 첸 박사에 의하면 우리 인간의 질병 원인 중 99% 이상은 면역 체계의 기능저하에 기인한다고 한다. 면역체계가 정상적으로 운영될 때 인체는 거의 모든 질병으로부터 안전할 수가 있다.

실제로 건강한 사람은 질병에 대해 매우 빠르고 효과적인 반응을 보인다. 그러나 영양이 부족하거나 만성질병의 경우 면역 체계가 힘을 잃어 쉽게 질병에 걸리게 된다.

현대의 식생활은 칼로리만 높고 영양분은 적다. 가공식품 등이 활개를 칠 뿐만 아니라 농약의 무분별한 사용으로 채소들도 외형만 클 뿐 속은 비어 있다.

그렇다면 이렇게 영양이 불균형한 음식을 섭취할 때 우리 몸의 면역력에는 어떤 영향이 일어날까?

- 열량과 단백질 부족

일반적으로 열량과 단백질이 부족하면 특히 어린이의 면역 기관의 무게가 감소하고 세포매개성 면역 능력이 떨어져 쉽게 감염이 이루어진다. 반면 열량 섭취가 과다해 비만이 되어도 면역 기관의 감소가 나타나고, 특히 T-세포가 담당하는 세포매개성 면역 반응이 감소하게 된다.

- 지질 부족이나 과잉

고지질 섭취 시에 면역 능력이 감소한다는 것은 이미 보고된 사실이다. 특히, 불포화 지방산을 과잉 섭취하면 흉선과 비장의 무게가 감소하고, 림프구의 증식 능력이 떨어져 지연성 피부반응이 연장된다고 한다.

- 비타민 결핍

비타민 A가 결핍되면 세포매개성 체액성 면역 반응이 감소하여 감염에 대한 저항력이 약화된다. 비타민 E는 항산화작용으로 세포막의 안정성을 유지시키므로 면역 능력과 관련 있다.

비타민 C는 감염 예방에 효과적이라고 알려져 있으나 확실한 기전이 밝혀지지는 않았다. 그러나 섭취량이 증가할수록 식균세포의 반응성은 증가한다고 한다.

- 무기질 부족

철분 부족으로 빈혈에 걸리면 저항력의 약화로 감염되기 쉬운데, 그 증상은 면역 기관의 무게 감소와 T-세포수의 감소로 나타난다. 그러나 철분을 너무 과잉 섭취해도 면역 능력이 저하되므로 적당량의 섭취가 필요하다.

그 외에 아연, 셀레늄, 마그네슘 등의 무기질이 결핍되거나, 카드뮴, 크롬, 납 등의 중금속에 중독되면 면역 능력이 저하된다.

*영양면역요법의 질병 치료 효과

최근 영양면역학 분야가 새로운 면역요법으로 많은 각광을 받고 있는 것도 우리 식습관과 관련이 있다. 영양면역요법이란 영양과 면역체계와의 상관관계를 연구하여 우리의 면역체계에 이로운 영양이 무엇인지를 설명하고 자가면역을 높여 질병 치료를 도모하는 이론으로, 현대인의 불균형한 식생활이 면역체계를 약화시키고 질병을 키운다는 문제의식에서 시작되었다.

즉 현대의학으로 치료해도 완치될 수 없는 일부 난치병과 심각한 질병들의 원인이 바로 잘못된 영양 섭취에 있다는 것이다.

실제로 우리는 지금껏 우리가 섭취하는 음식에 깊은 관심을 기울여오지 않았다. 그리고 이런 무관심한 식생활이 불러온 결과는 처참할 정도이다.

한 통계에 의하면 매년, 700만 명 정도의 사람들이 암으로 사망하고, 매년 100만 명 정도가 암이 발병하고 있다.

이는 30초마다 누군가가 암에 걸리고 55초 마다 누군가 암으로 사망한다는 의미이다. 또한 심장병으로는 1600만

명이 사망하고 있고, 당뇨병으로는 1억 7700만 명이 고생하고 있다. 이런 추세로 2030년에 이르면, 현재 보다 2배 많은 당뇨병 환자가 발생할 것이다. 게다가 더 안타까운 것은 부모들이 근본적인 생활습관과 식습관을 개선하지 않으면 어린이들도 앞으로 점차 성인병에 걸리는 비율이 높아질 것이라는 점이다.

실제로 한 연구에 의하면, 영양학적으로 우수한 음식의 섭취와 운동이 암 환자의 30%, 심장병 환자의 80%, 당뇨병 환자의 90%를 예방해 준다는 보고도 있을 정도이다.

다시 말해 우리 몸의 질병의 근원을 단순한 몇 가지 요인으로 해석하기보다는 전반적인 우리 몸의 영양 상태, 나아가 생활 습관 전체가 불러오는 면역체계의 문제로 인식하고 그 대처법 또한 생활 속에서 이루어져야 할 것이다.

이것이 바로 영양면역요법의 핵심이며, 우리 모두가 기억해야 할 최고의 건강 수칙이다.

3장 면역력, 내 몸을 살린다

예로부터 명의들은 아무리 훌륭한 약을 쓴다고 해도 제일 좋은 것은 우리 몸이 스스로 그 병을 이겨내는 것이라고 강조했다. 이처럼 면역 체계는 우리가 평소에는 잊고 살아가는 우리 몸의 가장 큰 기적이자 선물이며, 건강한 삶을 살아가는 데 있어 반드시 주목해야 할 부분이다. 그러나 현대의학의 발전으로 무분별한 투약이 성행하면서 우리 몸의 면역 체계는 크게 관심을 받지 못했고, 더불어 면역 체계와 질병 사이의 중요한 연결고리도 무시당하기 일쑤였다.

이번 장은 약 없이도 질병을 이겨낼 수 있는 면역체계의 강화를 일상 속에서 일궈가는 방법에 대한 내용이다.

면역력을 키우면 다양한 질병들에 대해 저항력이 커진다는 점은 앞에서 확인했다. 그러면 이번에는 몸의 근본이 튼튼하고 면역력이 강하면 병원도 필요 없다는 만고의 진리를 생활 속에서 구현하는 방법을 살펴보도록 하자.

1) 면역력을 높이는 생활 VS 면역력을 죽이는 생활

얼마 전 한 건강 프로그램에서 흥미로운 방송을 진행한 적이 있다. 과연 우리가 하루 세끼와 간식 등을 먹으면서 얼마나 많은 종류의 식품첨가물을 섭취하느냐 하는 실험이었다.

그리고 바쁜 직장인들을 대상으로 그들의 식습관을 조사한 결과, 말 그대로 우리는 십 수가지의 적지 않은 양의 식품첨가물을 음식과 함께 섭취하고 있었다.

나아가 어떤 프로그램은 이런 가공식품들이 만들어지는 과정을 세밀하게 추적했는데, 어떤 종류의 식품은 화학첨가물 범벅이라고 할 정도로 많은 양의 식품첨가물을 사용하고 있었고 그것이 시중에서 버젓이 팔리고 있었다.

사실상 우리 중의 대다수는 이런 식품첨가물 문제가 아주 심각하다는 것을 잘 알고 있다. 그럼에도 막상 현실로 돌아오면 이것을 망각해 버리거나, 안다 해도 크게 주의하지 않는다.

그 프로그램에서도 바로 이 점을 지적하면서 질문을 던

졌는데, 어째서 사람들이 식품첨가물이 나쁘다는 것을 알면서도 가공식품이나 인스턴트를 먹게 되는가 하는 것이었다.

전문가들의 대답은 아주 간단했다. 그 해악은 곧바로 나타나는 것이 아니기 때문이라는 것이다. 다시 말해 당장 그 해악이 눈에 보이지 않을 때 우리는 우리의 건강에 대해 나태하고 근거 없는 낙관을 가지게 된다.

우리는 1년 365일, 평균 80년을 산다고 칠 때 약 3만 일을 살아간다. 이 긴긴 시간 동안 우리 몸을 어떻게 다루느냐에 따라 갈수록 우리 건강의 수준도 달라진다. 매일 매일을 나쁜 습관을 행하며 사는 사람보다는, 매일 매일을 바르고 건강하게 보낸 사람이 훨씬 건강할 수밖에 없는 것이 인지상정인 것이다.

그리고 이런 매일의 습관들이 가장 밀접한 관계를 가지는 것이 바로 우리의 면역 체계이다. 우리 몸의 면역력은 어느 날 갑자기 향상되거나 추락하는 것이 아니다. 결과적으로 작은 생활습관들이 모여서 만들어내는 결과물이다.

다시 말해 면역력을 높이는 건강한 생활과 그렇지 못한 생활을 결정하는 것은 우리가 매일 같이 살아가는 환경과 식습관 등의 세세하고 작은 부분들이다. 면역력을 높이고 싶은가? 그렇다면 무엇보다 생활습관을 돌아봐야 하며, 세세한 부분부터 자신의 건강을 지키겠다는 결심을 해야 한다. 몸 안에 가지고 태어난 최고의 의사를 지키느냐 잃느냐를 결정하는 것은 결국 우리의 몫인 셈이다.

2) 건강해지려면 몸을 따뜻하게 하라

건강하고 아름다움을 유지하는 것은 사실 특별한 비법이 있는 것이 아니다. 태어날 때부터 누구나 건강한 면역력을 타고나듯이 기본을 잘 지키고 자연에서 멀어지지 않도록 해야 한다.

실제로 최근 나타나는 많은 현대병과 생활습관병 등은 자연과 인간이 가까웠던 옛날에는 없었던 병들이 많다. 이 중에 많은 병들이 공기 좋고, 물 좋은 시골에서 살면 자연히 낫게 되는 것도 그 때문이다.

따라서 도시 생활을 하더라도 기본에서 벗어나지 않으면 우리의 몸은 자연히 건강해지는데 그 수칙 중에 하나가 바로 몸을 따뜻하게 하는 것이다.

우리 인체의 몸 온도는 항상 일정하게 유지되어야 모든 것이 무리 없이 굴러간다. 실제로 우리 몸의 면역력, 나아가 백혈구의 소화 시스템은 체온에 결정적인 영향을 받으며 체온이 1도만 내려가도 면역 체계에 치명적인 손상을 얻는다.

그러나 요즘 우리는 지나치게 차가운 생활환경에 익숙해져 있다. 여름이면 에어컨을 틀고 냉장고의 보급으로 언제든지 찬 물을 마실 수 있는 데다, 심지어 겨울에도 최신 유행 패션을 따르려고 짧은 스커트를 입기도 한다.

하지만 이 같은 차가운 생활환경은 신진대사에 좋지 않은 영향을 미쳐 결과적으로 면역력을 떨어뜨리는 강력한 원인이 되는데 바로 장내 환경의 변화 때문이다. 우리 몸의 신진대사가 활발하게 진행되기 위해서는 영양, 보온, 산소, 뼈의 휴식, 수면 등 다양한 조건이 필요한데, 이 중에 특히 중요한 것이 장내 환경의 보완이다.

우리의 장기, 그 중에서도 대장은 면역 시스템에서 가장 규모가 크다. 대장은 식도와 위와 소장을 통과한 음식물이나 이물질이 마지막으로 도달하는 곳으로 우리 몸 전체의 면역 세포 중에 무려 30%가 이곳에 자리 잡고 있다. 그리고 여기에서는 우리가 먹은 음식물의 각종 세균과 바이러스, 독소 등을 배출하고 유용한 영양분은 흡수하는 중요한 작용을 한다. 다시 말해 대장은 면역 시스템의 가장 중요한 역할과 더불어 신진대사를 관장하는 에너지원 전체를 담당하므로, 혹자는 '인간은 장(腸)으로 만들어졌다' 고 표현하기도 한다.

다시 말해 면역력을 높이려면, 장의 소화와 흡수력을 정상으로 유지하는 것이 무엇보다 중요한데, 우리가 일상적으로 여기는 차가운 생활환경은 이런 대장의 건강에 절대적인 영향을 미친다.

예를 들어 찬물을 다량 마실 경우 우리의 장은 차가워지게 된다. 이때 뇌신경 세포와 장 세포의 면역 시스템이 원활히 작용하지 못하면서 다량의 바이러스 감염이 생겨나고, 이로 인해 장의 근육과 신경의 미토콘드리아가 죽어버리게 된다.

예를 들어 편두통은 장이 차가워져 산소가 부족해져 생겨나며, 알츠하이머병의 일부 원인도 여기에 있다. 다시 말해 장의 건강을 지켜 면역력을 높이고 활발한 신진대사를 도모하기 위해서는 폭음과 폭식을 삼가고, 위와 장을 차게 하지 않으며, 물이나 술을 지나치게 많이 마시지 않는 것이 좋다.

특히 차가운 맥주를 많이 마시거나, 아이스크림을 지나치게 먹거나, 다이어트를 위해 생야채만 다량으로 먹는 것, 그리고 과도한 음주는 모두 위와 장에 큰 손상을 주기 때문에 주의해야 한다. 예를 들어 더운 여름날, 에어컨이 작동하고 있는 실내에서 차가운 음료를 마실 경우 우리 혈액은 변한다. 반대로 따뜻한 허브차를 마시고 안정을 취하면 혈액이 맑아지는 것을 확인할 수 있다.

따라서 평소에 몸이 쉽게 차가워지는 사람은 항상 몸을 따뜻하게 하고 한기가 들지 않게 주의해야 한다. 소화가 안 되거나 갑작스러운 경직 등을 느낄 때는 헤어드라이기 등으로 온풍을 쐬는 것도 좋은 방법이다.

3) 항생제의 남용은 면역력을 급격히 떨어뜨린다

감기에 걸렸거나 여타 크고 작은 질병에서 가장 기본적이고 널리 쓰이는 서양의학의 약 중에 하나가 바로 항생제이다. 이제 우리는 항생제를 어느 약국에서나 손쉽게 구입할 수 있고 아예 가정에 두고 상비약으로도 사용한다.

물론 이런 항생제의 발견은 우리를 많은 질병으로부터 안전하게 지켜주는 힘이 되었다. 예전에는 두려워했던 많은 질병들을 이제는 간단한 알약 하나만으로도 치료할 수 있게 된 셈이다.

그러나 최근 들어 항생제가 양날의 칼의 작용을 한다는 의견이 등장하고 있다. 항생제는 기본적으로 세균의 번식을 억제하는 기능이 있어 그 유명한 페니실린부터 시작해 일종의 기적의 약처럼 다양한 곳에 사용되어왔다. 그런데 이런 항생제가 적잖은 문제를 일으키는 원인은 무엇일까?

첫 번째, 바로 내성이다. 사실상 우리 주변에 떠도는 세균이나 바이러스를 원천봉쇄한다는 것을 불가능하다. 어떤 면에서 자연과 세균은 하나이며 서로가 서로를 돕는다. 심지어 우리 몸 안에도 좋은 세균과 나쁜 세균이 함께 공존하며 살아간다.

피부와 입, 코 같은 외부의 기관뿐만 아니라 소화기에 살고 있는 세균들은 우리 소화기관을 도와 음식물을 분해하고, 그것들을 유용한 영양소로 변화시킨다. 또 장기들이 영양분을 흡수하여 혈액을 통해 순환될 수 있도록 돕는다.

반면 질병을 일으키는 나쁜 세균도 있다. 이런 세균은 외부로부터 유입되어 몸 안에 잠복해 있다가 인체의 면역력이 약해지면서 질병을 일으킨다.

그러나 이것 또한 반드시 부정적인 것만은 아니다. 운동선수가 훈련을 통해 강해지듯이 우리 인체도 세균과 싸우면서 면역력이 강해지기 때문이다.

실제로 위생적인 아파트에 갇혀 자란 아이들보다는 자연에서 흙을 만지고 노는 아이들이 면역력이 훨씬 강하다. 이는 흙을 만지며 흙속의 여러 세균과 접촉하면서 그 세균에 대해 면역력이 생긴 것이다. 마찬가지로 우리 인체 내부도 세균을 무조건 적대시하기보다는 함께 어울리며 일정한 면역력을 키워야 한다.

그러나 여기에 항생제가 꾸준하게 끼어들면서 문제가 생겨난다.

일단 항생제는 우리 몸에 들어오면 이런 싸움 자체를 일어나지 않게 만든다. 다시 말해 세균을 접촉할 기회를 애초에 차단해 면역력을 약하게 만든다.

게다가 질병을 유발하는 나쁜 세균만 없애는 것이 아니

라 좋은 세균과 정상세포까지 모두 죽여버린다.

즉 항생제 남용은 필연적으로 면역력 저하로 이어질 수밖에 없으며, 이렇게 면역력이 저하되면 질병이 더 쉽게 발생하니 더 강한 항생제를 필요로 하게 된다.

그런가 하면 세균의 내성 또한 무서운 문제다. 항생제를 계속 사용하면 체내에는 그 항생제에 내성을 갖는 새로운 세균이 변종해 더 심한 감염을 일으키는 균교대증으로 발전한다. 이로써 평소에 항생제를 과용하면 정작 항생제를 꼭 써야 하는 위급한 상황에는 효과를 보지 못하는 상황이 벌어지게 된다.

그런가 하면 항생제 남용은 점점 더 강한 세균을 탄생시킨다는 점에서도 문제이다. 현재까지 개발된 항생제로는 없애지 못하는 슈퍼 박테리아를 보자.

슈퍼박테리아는 일단 감염되면 불과 몇 시간 만에 사람의 목숨을 앗아가는 치명적인 세균으로서, 2007년 미국의 질병통제예방센터 실태조사 논문에 의하면 슈퍼박테리아로 인한 사망자가 에이즈보다 많다고 한다.

이에 의학자들은 지나친 항생제의 남용이 항생제가 듣지 않는 슈퍼박테리아를 만들었다고 지적하면서, 항생제 남용을 해결하지 않으면 인류는 더 큰 위험에 직면할 것이라고 경고했다.

그렇다면 우리나라 사람들은 과연 이런 항생제 남용에 대해 얼마나 잘 알고 있을까?

우리나라의 항생제 사용 빈도와 양은 굉장히 높은 편이다. 건강보험심사평가원의 2004년 보고에 따르면, 소아과의 62.6%, 이비인후과의 61.3%가 감기에 항생제를 사용했다. 게다가 감기후유증이나 합병증이 발생하면 항생제 사용 기간은 더 늘어난다. 요즘 아이들은 감기와 비염, 중이염 같은 질병이 잦으며 1년에 몇 달씩 약을 먹는다. 이 모두 항생제의 과용으로 면역력이 떨어진 결과이다.

그러나 여기서 우리가 알아야 할 중요한 사실이 있다. 항생제는 감기 바이러스 자체에는 영향을 미치지 않는 세균용 약이라는 점이다.

다시 말해 항생제는 세균을 없애는 것일 뿐 바이러스 질환에는 아무 효과가 없다. 그럼에도 우리나라 병원들은 감기에 항생제 사용률이 매우 높은데, 이것이 중이염, 비염 등의 감기 합병증을 예방한다고 생각하기 때문이다.

다시 말해 항생제 공화국에 사는 한 우리는 기본적으로 우리 몸의 면역 체계를 강하게 만들 기회를 잃게 된다.

따라서 면역을 키우기 위해서는 우리가 매일 같이 일상적으로 사용하는 항생제에 대해 다시 한 번 재고하고 짚고 넘어가는 꼼꼼함이 반드시 필요할 것이다.

4) 스트레스는 면역력을 파괴 한다

한 연구 결과 실직에 의한 스트레스가 면역 기능을 떨어뜨리며, 이때 직장을 구하면 저하된 면역 기능이 회복된다는 내용이 발표된 바 있다.

이 실험을 주도한 사람은 미국 샌프란시스코 캘리포니아 대학의 프랜시스 코언 박사인데, 그는 「심신의학(Psychosomatic Medicine)」최신호에서 29-45세의 실직자 100명과 이들과 성별, 인종, 연령, 교육 수준이 같은 직장인 100명을 대상으로 4개월 동안 진행한 실험 결과를 발표했다.

발표된 내용에 의하면 실직자들은 전반적으로 대표적인 면역세포인 킬러세포(killer cell)의 활동이 직장인들보다 약했다고 한다. 반면 이 기간에 실직자 중 다시 직장을 구한 25%는 직장에 다시 나가기 시작한 지 한 달 안에 킬러세포의 활동이 정상 수준으로 회복되었다.

이처럼 만성스트레스가 면역 기능을 약화시켜 감염과 질병 위험이 증가한다는 것은 잘 알려진 사실이다. 우리 몸의 면역 체계를 약하게 하는 것은 운동 부족, 나쁜 식생활 등 여러 가지가 있겠지만 그 중에 가장 큰 이유는 스트레스라는 주장도 있다.

실제로 우리는 '스트레스는 만병의 근원이다' 라는 말을 늘 듣고 산다. 그 이유는 과다하고 지속적인 긴장감으로 교감신경이 자극되어 자율신경의 밸런스를 깨뜨리고, 호흡이 안정되지 못해 혈액중의 산소량을 감소시키기 때문이다.

다시 면역체계를 강화시켜 심신을 강건하게 하기 위해서는 무엇보다도 스트레스를 감소시키는 일이 필요하며, 감소하기 어려운 환경이라면 관리하는 방법을 배워야 한다.

예를 들어 암 환자들을 보자.

이들은 암이라는 질병 자체와 싸우는 것도 버겁지만, 항암제치료, 방사선치료 등과 같은 치료와 외로움 등에서도 커다란 스트레스를 받는다.

이에 대해 의학전문가들은 병 자체의 치료도 중요하지만 이 스트레스에 어떻게 대처하느냐가 암 극복에 중요한 변수가 된다고 하나같이 강조한다.

특히 환자들의 적극적인 스트레스 대처는 치료에 아주 중요하다. 환자의 스트레스 정도, 정신상태, 스트레스 대처 방법이 면역기능, 호르몬 수치 등과 같은 생물학적 요인에 영향을 미쳐 결과적으로 암 전이에도 큰 역할을 하기 때문이다.

이때 스트레스를 주는 문제를 정면으로 직시하고 직접적이고 이성적인 접근을 가르치는 적극적 스트레스 대처법을 배운 환자의 경우 그렇지 않은 환자보다 더 나은 면역기능과 낮은 스트레스 호르몬 수치를 보였다.

물론 적당한 스트레스는 삶에 활력을 준다. 짧고 건강한 스트레스가 몸의 활력을 북돋는다는 것은 잘 알려진 사실이다. 다시 말해 스트레스 자체를 없애려고 하지 말고 건전하게 해소하고 관리하는 방법을 찾는 것이 옳다.

무엇보다 스트레스 해소에 도움이 되는 것은 긴장과 이완의 묘미를 살릴 수 있는 적당한 운동과 휴식이다.

긴장과 이완은 자율신경의 교감신경과 부교감신경과 연

결된다. 그리고 이처럼 적절한 긴장과 이완의 흐름이 잘 맞으면 인체의 밸런스를 맞추어준다. 지나치게 이완이 지속되거나 반대로 긴장감이 지속되면 오히려 건강을 해치게 되는 만큼, 면역력을 높이기 위해서는 내 스트레스 요인을 잘 살피고 거기에 적극적으로 대처해나가려는 노력 또한 반드시 필요하다.

면역력을 높이는 6가지 생활습관

면역력을 높이기 위해 가장 먼저 해야 할 일은 생활습관을 바로잡는 것이다. 생활습관이 건강하면 약도 기구도 필요 없다.

호흡법과 음식을 씹는 법, 수면 습관을 고치는 등 평소의 사소한 습관만 개선해도 우리 몸의 세포는 순식간에 젊음을 되찾고 건강해진다.

1. 잘 씹어서 먹는다

우리가 살아 있는 동안에는 호흡과 씹는 동작을 통해서 두개골 전체가 골수 조혈을 한다. 그래서 나이가 들어 잘 씹을 수 없게 되면, 뇌세포가 제대로 호흡을 하지 못하게 되어 치매에 걸릴 수가 있다. 올바르게 잘 씹는 습관이 이루어내는 조혈은 우리 신체가 활성화하는 데 매우 중요한 역할을 한다.

2. 위를 보고 똑바로 누워서 잔다

인간이 직립해서 중력에 저항하며 생활하는 동물인 이상, 그로 인해 소비되는 에너지를 보충해야만 하는데 그러기 위해서는 뼈가 휴식을 취해야 한다.

누운 상태로 취하는 휴식과 충분한 수면을 통해 뇌신경의 활동을 작동 정지 상태로 만들어, 부신과 뇌하수체의 기능을 강화하는 것이 뼈 휴식의 기본이다.

입 호흡과 중력의 과잉으로 인해 피로가 쌓이게 되면, 장내 세균으로 인한 감염이 일어나서 부신피질 호르몬이 결핍되고, 그로 인해 백혈구의 소화력이 약해진다.

백혈구는 림프구와 그 밖의 유주세포가 모여서 자신의 미토콘드리아의 에너지 대사를 통해서 세균이나 독성물질을 소화한다. 따라서 백혈구의 소화력이 떨어지면 세균에 감염되거나 독성물질에 쉽게 중독될 수 있다.

3. 차가운 음식물을 지나치게 먹거나 마시지 않는다

미토콘드리아에 의한 신진대사에 반드시 필요한 것은 영양, 보온, 산소, 뼈의 휴식, 수면이다. 이와 더불어 특히 중요한 것이 장내 환경을 정비하는 것. 그 이유는 신진대사를 관장하는 에너지원 전체가 장에 의존하고 있기 때문이다.

따라서 면역력을 높이려면 호흡을 바르게 해서 장의 소화와 흡수력을 정상으로 유지하는 것이 무엇보다 중요하다. 그러기 위해서는 폭음과 폭식을 삼가고, 위장을 차지 않게 하며, 물이나 술을 지나치게 많이 마시지 않는 것이 좋다.

4. 규칙적으로 가벼운 운동을 하고 긴장을 푼다

깊은 호흡과 긴장 이완을 통해 혈액순환을 원활하게 함으로써 자율신경의 하나인 부교감신경을 활성화한다.

자율신경세포의 신진대사는 골격근의 신경 전도가 작동 정지 상태여서 심장에 부담이 없는 수면 중이나 뼈가 휴식하는 동안에만 이루어진다.

부교감신경 우위 상태가 되기 위해서는 복식호흡이나 좌선, 기공이나 태극권처럼 깊은 호흡을 동반하고 전신을 완만하고 부드럽게 해주는 운동이 좋다.

5. 햇볕을 충분히 쬔다

우리의 체온이 일정하게 유지되는 것은 간, 골격근, 신경세포를 비롯한 신체 모든 세포의 에너지 대사에 동반하여 신체의 열이 발생하는 한편, 더울 때는 땀을 내고 추울 때는 신체의 근육을 떨게 하여 외부 기온과 체내 상태가 균형을 이루기 때문이다.

따라서 어두운 방에 틀어박힌 채 태양 에너지, 즉 햇볕을 쬐는 시간이 부족하거나 장시간 에어컨에 의존하면, 신진대사의 기능이 저하되고 체온이 제대로 조절되지 않아 면역력이 떨어진다.

6. '몸과 마음에 온화한 에너지'를 받아들인다

최근 들어 부모와 자식 사이의 스킨십이나 대화가 심신의 건강 상태에 영향을 미친다는 사실이 밝혀졌다. 이러한 애정이나 감정 등도 생명 에너지로 이해한다면 그 메커니즘이 좀 더 명쾌해질 것이다.

우리의 의식도 세포의 상태가 안정되어 있을 때는 정신 상태가 좋지만, 에너지 대사 활동이 나빠지면 당연히 정신적으로 불안정한 증상이 나타난다.

출처 : 〈면역력을 높이는 생활〉(전나무숲)

4장 몸에 좋은 면역력 향상 식품은 무엇이 있나요?

1) 오메가 3

오메가 3 지방산은 염증 발생을 감소시키며, 백혈구가 잘 활동할 수 있도록 도와주고 균형을 잡아줌으로써 우리 면역 체계를 똑똑하게 만들어준다.

예를 들어 알러지, 천식, 당뇨, 죽상경화증, 류마티스관절염, 크론병, 루푸스, 다발경화증, 파킨슨병, 알츠하이머치매, 대상포진, 건선, 기관지염과 결장염 등은 우리 면역 체계가 게을러서가 아니라 지나치게 활동적이거나 균형이 깨져서 생기는 것이다. 이때 오메가 3 지방산이 풍부한 기름을 섭취하면 열과 통증, 자극, 부어오름 등을 약보다 안전하게 치료할 수 있다.

실제로 에스키모 인들이 좀처럼 당뇨나 천식 같은 면역 장애를 겪지 않는 것도 그들이 주식으로 먹는 생선 등의 풍부한 오메가 3 지방산 덕이다.

즉 오메가 3가 포함된 음식을 많이 먹는 사람들은 면역질환에 걸릴 위험이 매우 낮으며, 나아가 오메가 3 지방산으로 면역장애를 치료하기도 한다.

예를 들어 면역과 관련된 질병의 경우 오메가 3를 섭취하면 항염제 복용량을 줄일 수 있고 자체로도 면역장애를 치료할 수 있다.

2) 키토산

키토산은 게나 가재, 새우 껍데기에 들어 있는 물질로써 노화한 세포를 활성화하고 면역력을 강화해 질병을 예방해준다. 또한 생체의 자연 치유 능력을 활성화해 생체 리듬을 조절해준다.

이외에도 키토산은 첫째, 과잉 생산된 유해 콜레스테롤을 흡착, 배설하는 역할을 한다.

둘째, 암 세포의 증식을 억제하는 항암 작용을 한다.

셋째, 혈압 상승의 원인 물질을 흡착해 장 흡수를 막고 체외로 배출시켜 혈압 상승을 막는다.

그 밖에도 키토산에는 혈당을 조절하고 간 기능을 개선하며 중금속 및 오염물질 배출 등의 효과가 있다.

3) 비타민 C

비타민은 신진대사를 촉진하고 영양 흡수를 돕는 등 우리 몸에 꼭 필요한 기능을 하지만 체내에서 합성되지 않아 반드시 음식으로 섭취해야 한다.

비타민 C는 스트레스와 피로, 성인병 위험에 노출된 현대인에게 꼭 필요한 영양소이다. 스트레스를 받을수록 비타민 C가 빨리 소모되기 때문이다.

따라서 스트레스를 많이 받을수록 비타민 C를 많이 섭취해야 한다.

또한 비타민 C는 그 자체로도 면역력을 키워준다. 우리 몸의 면역에 관여하는 백혈구의 에너지 동력을 채워주기 때문이다. 즉 일상적으로 비타민 C를 충분히 섭취하면 면역성이 강해져 스트레스로 인한 질병, 알레르기, 세균성 질환을 예방할 수 있다.

4) 비타민 D

비타민 D는 비타민 C와 함께 면역 비타민으로 잘 알려져 있다. 최근 미국의 CNN방송이 미국·질병통제예방센터(CDC)의 자문을 받아 '신종플루를 이겨내는 30가지 방법'을 공개했는데, 여기에는 비타민 D 섭취에 대한 내용이 포함되어 있다.

특히 이 리스트는 18세 미만의 학생들의 경우 반드시 비타민 D를 섭취하라고 권장하고 있다. 비타민 D의 잘 알려진 기능은 첫째, 바이러스와 병원체에 대한 면역 반응의 증진이다. 둘째, 비타민 D는 세균의 증식을 억제하는 기능도 가지고 있다.

5) 홍삼

홍삼의 다양한 효능 중에 가장 크게 인정받고 있는 두 가지는 면역력 증진과 피로 회복이다. 홍삼은 진세노사이드(사포닌의 일종)와 폴리페놀(항산화 성분)이 많아 면역력 증진에 큰 효과를 발휘한다. 실제로 우리나라 식약청도 홍삼의 면역력 증강 효과를 인정한 바 있다.

실제로 면역력이 약한 300여 명에게 4개월간 홍삼 추출물을 먹게 했더니 감기에 걸리는 횟수가 줄었으며, 위암 등 소화기 계통의 암 수술을 받은 환자에게 홍삼을 6개월간 섭취하게 한 결과 T세포·NK 세포가 눈에 띄게 증가했다는 연구 결과도 있다.

6) 아미노산

우리 몸에서 주요 부분을 차지하는 근육이나 내장, 혈액 등은 모두 단백질로 구성된다. 이 단백질은 또다시 다양한 아미노산으로 결합되어 있다.

이 아미노산은 뇌 기능 활성, 소장의 소화흡수, 간 기능에 영향을 미치며, 필수 아미노산 18종과 비필수 아미노산으로 나누어진다. 그리고 이 중에 필수 아미노산이 부족할 경우 우리 몸은 체내 면역 물질을 충분히 만들어낼 수 없어 면역력이 떨어지게 된다.

따라서 건강한 면역력을 유지하려면 아미노산 섭취에 각별히 신경 써야 한다.

7) 프로폴리스

벌꿀에 많은 프로폴리스는 백혈구나 혈소판 감소로 인한 골수 기능의 저하를 회복시키는 효능이 있다.

흔히 항암제 치료에서 백혈구 감소 현상이 자주 나타나 치료를 일시 중단하는 경우가 있는데, 이때 프로폴리스를 음용해주면 백혈구 수가 정상 범위로 돌아오게 된다.

또한 프로폴리스 중의 플라보노이드는 백혈구를 자극해 항바이러스 물질인 인터페론 생산력을 대폭 증가시켜 세포 내로 들어오는 바이러스 등을 효과적으로 막아내는 역할을 한다.

8) 당귀

당귀는 미나리과 약초로 그 뿌리를 사용한다. 잘 알려진 당귀의 효능은 단핵세포, 대식세포를 활성화시켜 몸의 유해물질 제거 작업을 촉진시켜 종양이나 등창을 낫게 한다.

또한 당귀는 세포와 체액성 면역과 관련해 임파구 생성 촉진 기능에 효과가 있고, 면역과 관련이 있는 비장의 부피,

중량 및 세포수를 현저하게 증가시킨다.

9) 백작약

당귀 · 천궁과 함께 면역력 증강 효과를 가진 대표적인 약재다. 백작약 혼합물은 식약청으로부터 면역력 증강을 돕는 것으로 개별 인정을 받은 바 있는데, 면역세포인 림프구의 활성을 증가시키고 백혈구 수 · 림프구 수 · NK 세포의 활성을 높이는 등 전반적으로 면역 기능을 개선시키는 것으로 확인됐다.

10) 천궁

천궁은 죽어가는 소나무 뿌리에 천궁 삶은 물을 주면 회생한다는 말이 있을 정도로 동의보감에서도 잘 알려진 약재로, 진통, 강장에 효능이 있어 두통, 빈혈증, 부인병 등에 사용되며 혈액순환을 도와 우리 몸의 면역을 높여준다.

실제로 면역력이 다소 떨어진 사람에게 백작약을 먹이자

NK세포의 활성이 커지고 림프구 수사이토카인 등이 증가
했다는 연구 결과가 있다.

5장 무엇이든 물어보세요, 면역 Q & A

1. 남자와 여자는 면역력에 차이가 있나요?

결론부터 이야기하면 그렇습니다. 남성보다는 여성이 면역력이 압도적으로 높습니다. 이는 남녀의 평균수명의 차이만 봐도 잘 알 수 있습니다. 남성이 약 79세인 대 반해 여성은 86세로 평균수명이 6년 이상 차이가 납니다.

그 이유는 바로 여성호르몬 때문인데 애초에 임신과 출산을 견디기 위해 나오는 여성호르몬은 부교감신경 우위의 체질을 만들어줍니다.

여성이 가장 면역력이 높을 때는 이 여성호르몬이 왕성할 때인데 이 출산 가능 시기에는 면역력이 상당히 강하고 노화도 쉽게 진행되지 않습니다.

일반적으로 면역력이 떨어지기 시작하는 것은 30세 이후부터입니다. 예를 들어 면역력이 왕성한 20대는 암이 잘 걸리지 않습니다.

이때는 생리적으로 임파구가 많기 때문입니다. 하지만 20대의 경우도 감당하기 힘든 생활을 너무 오래 했을 경우 위암 등에 걸리는 경우가 있긴 합니다. 그러다가 30대가 되면 조금씩 면역력이 떨어져서 40대 이후가 되면 견딜 수 있는 무리의 한도량이 점점 줄어들게 되지요.

즉 면역력은 30대가 과도기였다가, 40대 이후부터 급격히 떨어집니다. 따라서 40대 이후에는 30대처럼 무리를 하지 않아야 하며, 하물며 50대 이후 무리하는 것은 자기 목숨을 갉아먹는 것과 같다는 것을 기억해야 합니다.

뚱뚱한 사람은 기본적으로 면역력이 좋은 편입니다. 실제로 마른 사람보다는 약간 통통한 쪽이 질병도 적고 건강합니다. 하지만 비만이라는 소리를 들을 정도로 뚱뚱해지면 교감신경이 향상되고 체중 자체가 스트레스가 되어 심근경색 등의 병을 앓게 될 수 있습니다.

따라서 약간 통통한 정도까지가 가장 좋고 비만이라면 다이어트를 시도하는 게 좋습니다.

이때 운동을 하지 않고 식사조절로만 살을 빼려는 경우가 있는데 몸을 움직이지 않고 먹는 것만 바꿀 경우 체온이 낮아져 혈액순환장애가 일어나 오히려 면역력이 떨어질 수 있다는 점을 기억해야 합니다.

따라서 체중을 줄이고자 한다면 반드시 운동을 하고 근육을 사용함으로써 몸에 열이 발생되도록 해야 합니다.

몸에서 열이 나면 신진대사가 활발해져 살도 빨리 빠지게 됩니다.

4. 수면 시간과 면역력의 관계를 알고 싶습니다.

면역력과 수면은 밀접한 관계를 가지고 있습니다. 수면 시간이 너무 짧으면 교감신경이 긴장 상태에 놓이게 되어 면역력이 낮아지는데 이는 잠에서 깨어 있는 시간이 많으면 교감 신경이 계속해서 긴장 상태에 놓이기 때문입니다. 반대로 수면 시간이 너무 길면 임파구 수가 너무 많아져서 몸이 무거워지게 됩니다.

즉 수면 시간은 10시간 이상 너무 길어도 좋지 않고 3-4시간 정도 너무 짧아도 좋지 않습니다. 때로 3-4시간을 자고도 멀쩡하게 활력을 유지하는 사람이 간혹 있는데 이들의 특징은 어디에 누워도 짧은 시간 안에 깊은 잠을 잘 수 있는 체질입니다. 하지만 보통 사람은 이것이 어려우므로 충분한 수면을 취해야 합니다.

5. 많이 웃으면 면역력이 높아진다고 하는데 사실입니까?

맞습니다. 우리가 웃게 되면 부교감신경이 자극되어 혈당치가 낮아지게 됩니다. 반대로 화가 나거나 흥분하면 혈당치가 올라가게 되지요.

이는 우리의 부교감신경이 인간의 웃는 행위를 지배하고 있기 때문입니다. 따라서 많이 웃으면 부교감신경이 활성화되어 면역에 좋은 임파구 수가 늘어나게 됩니다.

웃음이란 본래 싫은 것들을 밀어내고 좋은 기운을 내게로 가져오는 일입니다.

또한 정말 즐거워서 웃지 않더라도 웃는 시늉만으로도 부교감신경이 활성화된다는 연구결과가 있습니다. 따라서 사소한 일에도 잘 웃고 하루에 몇 번씩 큰 소리로 웃으면 면역력이 높아지는 효과가 있습니다.

6. 내 몸의 면역력이 얼마나 강한지 진단하는 방법을 알고 싶습니다

가장 정확한 방법은 채혈을 해서 임파구의 수, 다시 말해 백혈구의 수를 확인해보는 것입니다. 가까운 동네 병원에서도 얼마든지 이런 검사가 가능합니다. 그러나 일상적으로 외견만 봐도 그 사람의 건강 상태를 알 수 있는 지표가 몇 가지 있습니다.

첫째, 안색입니다. 교감신경이 우위에 있어 피가 끈적끈적해지면 안색이 거무스름하거나 불투명해집니다. 반대로 임파구가 많아지면 안색이 좋습니다. 이는 건강한 면역 상태를 유지하고 있다는 의미로 볼 수 있습니다.

둘째, 체온이 일정한 상태를 유지하고 있는지 보는 것입니다. 우리 몸의 가장 좋은 체온은 36도에서 37도입니다. 이 범위 내에서 체온이 유지되면 혈액순환이 좋아 몸이 따뜻한 상태에 놓이게 됩니다. 반대로 체온이 너무 낮으면 몸이 냉해져 임파구가 적어지게 됩니다. 혈액순환이 좋지 않으니 안색도 좋을 리가 없습니다.

셋째, 변비로도 면역력의 상태를 알 수 있습니다. 변비는 식생활의 문제로 나타나기도 하지만 면역력이 떨어질 때도 나타납니다. 몸에 무리가 가는 생활을 오래 하면 변비가 생기고 변의 냄새도 독해지게 됩니다.

이상의 방법들 외에도 무기력함, 피로, 감기에 걸리는 횟수 등을 고려하면 지금의 내 면역력 상태를 가늠할 수 있습니다.

건강한 음식을 즐겁고 맛있게 먹는 것만큼 사람을 행복하게 만드는 것이 없습니다. 먹는 일에 감사를 느끼면 부교감신경이 우위가 되고 몸에 좋은 임파구도 많이 생성됩니다. 음식을 천천히 잘 씹어서 먹으면 소화관의 활동도 활발해지기 때문입니다.

다시 말해 질 나쁜 음식을 배 채우기 식으로 먹는 것은 우리 몸의 면역에 가장 큰 도움이 되는 식사 시간을 헛되이 흘려보내는 것과 다름 없습니다.

또한 음식을 고르는 것도 중요합니다. 평소 무절제한 식습관을 가지고 있다면 자신이 어떤 음식을 주로 먹는지 점검해서 몸에 나쁜 음식을 줄이려는 노력이 필요합니다. 대신 면역력을 높이는 건강 식품들을 적절히 조리해서 즐기면서 먹는 습관을 키워야 합니다.

또한 바쁜 현대인들의 생활에서 적절한 영양 섭취가 힘들다 하더라도 내외적으로 공인된 건강보조식품의 도움을 받으면 면역력에 필요한 영양을 따로 섭취하는 어려움을 해결할 수 있습니다. 나에게 맞는 건강보조식품을 꾸준히 감사하는 마음으로 섭취하는 것도 면역력을 높이는 좋은 식습관의 하나일 수 있습니다.

8. 일상생활에서 면역력을 높일 수 있는 방법을 알고 싶어요

말씀하신 대로 면역력은 기본적으로 일상을 건강하게 유지하는 데서 시작합니다. 기본적으로 면역력이란 외부에서 침입하는 세균들을 몸 안에서 잘 차단하는 능력을 말합니다. 따라서 내 몸이 건강하면 면역력도 높아지게 되겠지요.

기본적으로 좋은 면역력을 유지하려면 좋은 양질의 식사를 잘 먹고 잘 배설하는 일이 가장 중요합니다.

또한 육체적인 면 외에도 심리적인 면도 좋은 컨디션을

유지하는 것이 중요합니다. 이 육체와 심리 모두에 영향을 미치는 것이 바로 숙면입니다. 제대로 숙면을 취하면 피로 회복과 세포 치유의 시간을 갖게 되고 심리적으로도 건강해지게 됩니다.

또한 일상생활에서 위생 관리를 철저히 하는 것만으로도 바이러스의 접근을 막을 수 있습니다. 대부분의 바이러스는 호흡기를 통해 침투하는 만큼 집에 돌아오면 손을 잘 씻고 소금물로 가글을 하는 습관을 들이면 감염을 줄일 수 있습니다.

9. 면역력이 떨어져서 피로를 느낍니다, 어떻게 해야 하나요?

면역력이 떨어지면 몸의 균형이 깨어져서 바이러스가 침투하기가 쉬워집니다. 감기나 독감은 물론 신종플루도 이러한 경우에 해당됩니다.

면역력이 떨어지면 가장 먼저 나타나는 증상이 바로 발열과 피로입니다. 외부의 바이러스와 싸우느라 몸에서 열이 나고 몸이 급속도로 피곤해집니다. 이때 몸을 따뜻하게 해서 땀을 내거나 목에 따뜻한 수건을 두르거나 반신욕을 하면 어느 정도 도움이 됩니다.

만일 딱히 감기에 걸리지 않았는데 오한까지 이어진다면 열이 나는 단계보다 면역력이 더 떨어진 것을 의미합니다. 이럴 때 한방에서는 계지, 자소엽, 형개, 강활 등과 같은 약재들로 따뜻한 약을 처방해주는데, 무엇보다도 몸의 온도를 떨어뜨리지 않는 것이 중요하다는 것을 의미합니다.

또한 기침이 많이 날 나는 경우는 몸의 기력이 많이 떨어졌을 때 오랫동안 계속되는 증상인 만큼, 숙면을 취하거나 적절한 식사로 영양을 섭취해야 합나다. 또한 소화력이 약해지면 가래가 더 심해지므로 찬 음식이나 소화하기 힘든 음식은 피하고 면역력 증강에 도움이 되는 따뜻한 성질의 식품을 골라 먹는 것이 좋습니다.

10. 사람마다 면역력 높이는 방법이 다를까요?

면역력에서 체온은 아주 중요합니다. 따라서 몸이 찬 사람과 열이 많이 나는 사람은 그에 따라 생활에서 행하는 실천법도 다소 달라집니다. 먼저 몸이 찬 사람은 운동을 해서 몸 안의 온도를 높이는 것이 중요합니다. 소화장애나 변비, 설사, 수족냉증, 아랫배가 차거나 무기력하고 자주 피곤을 느끼는 타입이 바로 여기에 속합니다. 이런 분들은 따뜻한 차와 물을 자주 마시고 한여름에도 찬 음식은 피하는 것이 좋습니다. 또한 머리는 차게, 발과 배는 따뜻하게 하는 것이 좋습니다.

반면 몸에 열이 많은 사람이라면 움직임을 줄이고 미지근한 음식을 섭취함으로써 몸 안의 열을 가라앉혀야 한다. 다혈질에 성격이 급하고 짜증이 많다면 대체로 몸에 열이 많고 얼굴이 붉은데 이런 분들은 일상 속에서 스트레스를 받지 않도록 심신을 다스려야 합니다. 뜨거운 기운이 위로 쏠리면서 얼굴이 붉어지고 짜증이 나는 것이므로 요가나 명상처럼 기운을 가라앉히는 정적인 운동이 효과적입니다.

11. 면역력을 높이면 암도 고칠 수 있나요?

많은 면역 전문가들은 사람마다 조금씩 다르지만 초기 단계의 암의 경우 면역력을 높이는 것으로 2-3개월 안에 치유가 가능하다고 말합니다. 하지만 어느 정도 진행된 암이라면 1-2년 정도의 시간을 두어야 한다고 말합니다. 그런데 이렇게 면역치료를 받을 때 가장 중요한 것이 있습니다. 바로 자기 스스로 걷고 밥을 해먹고 목욕을 할 수 있는지, 다시 말해 자기 몸의 기운을 지속적으로 북돋을 수 있어야 합니다. 면역력이라는 것은 근본적으로 우리 몸의 자연 치료 능력을 의미하기 때문입니다.

이때 지나친 항암치료를 받는 경우 자기 혼자 무언가를 할 기력을 잃게 되므로 면역치료와는 정반대의 길을 걷게 됩니다. 반대로 암에 걸렸다 해도 일상적인 생활을 꾸준히 영위하고 자기 힘으로 무언가를 할 수 있을 정도로 면역력을 돌보고 증강시킨다면 사람마다 기간은 조금씩 다르지만 암을 완치할 수 있습니다.

그러나 무엇보다도 중요한 것은 내 몸을 믿고 기다려주는 인내심과 꾸준함입니다. 많은 이들이 면역치료를 시도하다가 면역력이 당장 높아지지 않으면 효과가 없다고 생각해 항암치료로 돌아갑니다. 그러나 그렇게 해서는 결코 면역력을 높일 수 없습니다. 자신이 하고 있는 치료가 옳다는 긍정적인 마음으로 올바른 식생활을 실천해야만 극복할 수 있다는 점을 기억하셔야 합니다.

한창 일을 할 때는 업무에 쫓기고 출근과 퇴근, 외부 일처럼 몸을 움직이는 일이 많습니다. 그래서 따로 운동을 하지 않아도 어느 정도 괜찮은 몸의 상태를 유지할 수 있는데, 이는 또한 아직 체력이 급격히 떨어지지 않았기 때문입니다.

그러나 나이가 들어갈수록 이런 기본 체력은 사라지고 몸의 근육이 약화되기 시작합니다. 이럴 때 운동을 하지 않으면 체력이 급격히 저하되기 시작하는데 이는 몸을 움직이지 않으면 근육에서 열이 발생하지 않기 때문입니다.

이렇게 몸 안의 열이 부족하면 몸의 체온이 낮아져 혈액 순환에 장애가 생기고 나아가 교감신경이 긴장되어 몸에 필요한 면역 세포의 활동이 둔해집니다.

따라서 손발이 차다고 느껴지거나 몸에서 땀이 나지 않는다면 적극적으로 운동에 달려들어 몸을 움직일 필요가 있습니다. 만일 몸이 보내는 이런 신호를 무시하고 계속 방치한다면 그런 나쁜 습관들이 쌓여 몸에 치명적인 질병을 불러일으킬 수 있습니다.

따라서 일주일에 최소한 두 번은 1-2시간 정도를 할애하여 운동을 하고 딱히 운동할 시간을 내기 어렵다면 매일 30분씩 맨손 체조라도 하는 것이 좋습니다. 또한 운동 역시 습관인 만큼 닥쳤을 때 하는 것보다는 젊은 시절부터 조금씩 움직이고 운동하는 습관을 들여놓으면 나중에 나이가 들어서도 운동하는 것이 한결 쉬워집니다.

13. 면역력을 높이는 적당한 수면 시간을 알고 싶습니다

밤이 되면 우리 몸은 교감신경 우위 상태에 있게 됩니다. 따라서 가능한 한 12시 이전에 잠드는 것이 면역력을 높이는 데에는 좋은 습관입니다.

다시 말해 무엇보다 수면 시간은 우리 몸의 리듬에 맞추는 것이 좋습니다. 인체는 본래 날이 밝으면 일어나고 어두워지면 자는 습관을 수만 년간 이어왔습니다. 따라서 가능하면 이런 인체 유전자의 기록된 습관에 따르는 것이 가장 이상적일 것입니다.

다만 계절에 따라 수면 시간과 기상 시간은 조금씩 달라질 수 있습니다. 예를 들어 여름에는 날이 일찍 밝는 만큼

아침 5-6시에 기상하는 것이 가장 적당합니다. 그러나 겨울이 되면 해가 늦게 뜨므로 약 7시 경 기상하는 것이 가장 좋습니다.

특히 겨울에 날이 추울 때는 교감신경이 긴장되기 쉬우므로 수면 시간을 다소 길게 잡는 것이 좋습니다. 평균적인 수면 시간으로 가장 좋은 것은 7~8시간이지만 몸의 상태와 개인차에 따라 조금씩 달라질 수 있다는 점도 감안해야 합니다.

마지막으로 좋은 수면 시간을 유지하려면 침실의 커튼이 두껍지 않은 것이 좋습니다. 얇은 커튼은 빛이 들어오는 것을 보여주므로 자연스럽게 수면 시간을 조절해주지만 두꺼운 커튼의 경우는 태양광을 막아 기상 시간을 제대로 인식하기 어렵기 때문입니다.

면역력을 강화하는 것이 장수의 비결이다

우리는 누구나 오래 살기를 꿈꾼다. 그러나 오래 사는 것보다 중요한 것은 건강한 삶을 사는 것이다. 아무리 오래 산다고 해도 질병에 걸려 건강하지 못하다면 그것은 진정한 의미에서의 장수라고 할 수 없기 때문이다.

실제로 장수 지역에 사는 100세 노인들은 대부분이 질병 없이 평온한 일상을 유지하며 삶의 남은 날들을 보내고 있다. 이들이 질병에 걸리지 않는 이유는 무엇보다도 자연의 섭리에 따라 살면서 자신도 모르게 자체 내에 가진 면역력이 강해졌기 때문이다.

지금껏 면역력은 현대의학의 눈부신 발전에 가려져 제대로 된 연구가 이루어지지 않았다. 그러나 최근 들어 현대의

학으로도 해결할 수 없는 다양한 난치병들이 이 면역체계
와 큰 관련이 있다는 사실이 속속 드러나고 있다.

현대사회에서 건강을 유지하는 방법은 이제 더 이상 약
이나 병원이 아니라, 일상 속에서 내가 가진 면역력을 키우
고 잘 보전하는 것이다. 그리고 이 책은 우리 일상생활의
곁에 두고 수시로 보아가며 생활을 정돈하는 데 쓰일 수 있
는 실질적인 지침서가 될 것이다. 건강한 삶을 위해 노력하
는 모든 이들에게 이 책을 전하고자 한다.

참고문헌

의료가 병을 만든다 | 아보 도오루 지음 / 이균배 옮김 | 문예출판사

암면역력 | 아보 도오루 지음 / 유 키미카 옮김 | 동도원

제너가 들려주는 면역 이야기 | 이홍우 지음 | (주)자음과모음

자기 치유력을 높이는 열쇠 | 가와무라 노리유키 지음 / 박상회 감수 | 아카데미서적

면역력을 높이는 생활 | 니시하라 가츠나리 지음 / 권오길 감수 / 윤혜림 옮김 | 전나무숲

3일만에 읽는 몸의 구조 | 타노이 마사오 지음 / 히로세 테루오 감수 / 윤소영 옮김 | 서울문화사

암을 이기는 면역치료 | 홍기웅 지음 | 전나무숲

면역력을 길러주는 슈퍼 식사법 | 호시노 다이조 감수 / 김성빈 옮김 | 황금부엉이

내몸안에 주치의 면역 | 하기와라 기요후미 지음 / 다다 도미오, 조성훈 감수 / 황소연 옮김 | 전나무숲

건강상식 오류사전 | 우도 폴머 외 지음 / 이혜원 옮김 / 임현담 감수 | 경당